KB082905

당신의 세포가
녹슬어가고 있다

세·포·의·자·유
The Freedom of Cell

강영환 지음

당신의 세포가 녹슬어가고 있다

만성질환을 위한 새로운 개념

아름다운사회
Beautiful Society

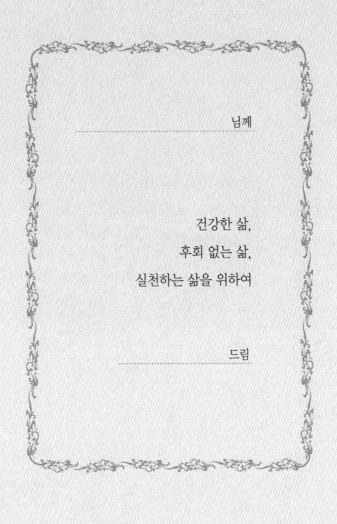

님께
....

건강한 삶,
후회 없는 삶,
실천하는 삶을 위하여

드림
....

현재를 살아가는 사람들은
누구나 만성 질환(慢性 疾患),
하나쯤은 가지고 있다.

우리 인간의 몸은

60조가 넘는 세포 (細胞, cell)로

구성되어 있다.

한때 나는 지방의 작은 도시에서 평범한 약사로 일했다. 이후 한방 음료를 직접 제조 및 생산하는 식품 회사를 운영하면서 화학 물질과 화학 식품이 인체를 오염시킬 수 있다는 개연성을 알게 되었고, 어쩌면 이것이 현대 질병의 또 다른 원인일 수 있다는 생각을 하게 되었다.

나는 그러한 불안감이 현실이 아니길 바라면서 연구에 뛰어들었다. 하지만 그 불길한 예감은 현실로 나타났다. 현대인이 겪고 있는 만성질환(慢性疾患)의 원인은 식품 속에 만연한 인공 설탕과 화학물질에 있었던 것이다. 즉, 식품 첨가물, 잔류 농약, 항생제, 환경 호

르몬 등이 인체 세포를 '구속과 무절제', '의존과 중독
상태'로 변질시켜 비정상적인 세포로 만들고 있었다.

만약 그렇게 '구속된 세포'에게 본래의 자유를 찾게
해준다면 어떨까?

만약 그렇게 '무절제한 세포'에게 진정한 자유를 준
다면 어떨까?

만약 그렇게 '중독된 세포'를 해독시켜 자유롭게 한
다면 어떨까?

어쩌면 그러한 자유가 현대 의학이 난치성 만성질환
이라고 포기한 것을 치료할 수 있는 새로운 개념의 중
심이 될지도 모른다.

　어떤 것이든 결과에는 원인이 있는 것과 마찬가지로 질병에도 원인이 있다. 특히 사람의 질병에는 그 사람 속에 원인이 있다. 쉽게 말해 세포에 그 원인이 있는 것이다.

　이제부터 자연계에 없던 화학 물질로 인해 구속을 받고 있는 60조 개가 넘는 세포에게 자연계의 진정한 자유를 찾아줄 여행을 떠나보자. 그 여행을 마치고 나면 여러분 몸의 세포는 진정한 자유를 찾을 것이고, 더불어 여러분은 건강한 21세기의 신흥 부자(新興富者)로 다시 태어날 것이다.

강영환

당신의 세포가
녹슬어가고 있다

차례

세포,
자유를 만나다

1부

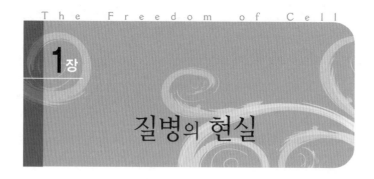

1장

질병의 현실

>> 현대인은 누구나 하나쯤은 자신만의
만성질환을 앓고 있다. 병원에 가보면 대개 신경성이
나 스트레스성이라는 말을 듣지만 이상하게도 그 지
긋지긋한 증상에서 벗어나기가 어렵다. 실제로 두통이
나 아토피성피부염에서부터 고혈압, 당뇨에 이르기까
지 1년 이상 아니, 평생을 약에 의존하며 살아가는 사
람이 얼마나 많은가? 그들은 약을 먹으면서도 완치가
아닌 단지 증상을 완화시키는 이른바 '관리' 하는 것에

만족하며 살아가고 있다.

나는 이러한 환자를 위해 약을 장기 조제(한 달 이상)하면서 늘 이런 생각을 했다.

'결과에 원인이 있듯 이렇게 잘 낫지 않는 만성질환에는 분명 원인이 있을 텐데.'

아무리 고질적인 병에도 분명 원인이 있을 것이다. 그렇다면 무조건 약에 의존할 것이 아니라 그 원인을 해결하는 것이 먼저가 아닐까? 과연 그 원인은 무엇일까?

어느 날 한 환자가 약국에 들어서면서 이해할 수 없다며 투덜거렸다.

"머리가 자꾸 어지러워서 병원에 가 이런저런 검사를 받았어요. 그런데 병명도 모르고 원인도 모른다고 하더군요. 그러면서도 약을 먹으라고 처방전을 주더라고요. 대체 이 약이 어떤 약입니까?"

난감했다. 병원에서 병명을 찾아내지 못했는데, 내가 어떻게 대답을 해야 한단 말인가?

"네, 이 약들은 증상을 없애주는 약입니다."

그때, 문득 나는 현대 질병의 문제점 하나를 깨달았다. 현대 질병의 치료는 일반적으로 증상을 치료하는 대증요법(對症療法)을 적용하고 있었던 것이다. 그렇다고 증상을 없애주는 대증요법의 효능을 완전히 부정하는 것은 아니다. 긍정과 부정의 단계를 넘어 대증요법은 21세기를 살아가는 우리에게 반드시 필요한 치료 방법 중 하나이다.

예를 들어 교통사고나 급성맹장염처럼 빠른 외과적 시술을 요하는 증상에는 대증요법 수술로 서둘러 생명을 구해야 한다. 그뿐 아니라 자연적 재해나 화재, 사고 등으로 부상을 당한 사람을 치료하는 데 대증요법만큼 훌륭한 치료법도 드물다. 어찌 보면 현대인은 대증요법 때문에 하루하루를 안전하게 살아가고 있는 것인지도 모른다.

문제는 외상과 상관없이 내과적으로 고질적인 질환, 즉 암, 고혈압, 당뇨병 등을 치료하는 데도 이처럼 증상을 없애거나 완화시키는 대증요법을 사용한다는 데 있다. 가령 암세포에 항암제, 고혈압에 혈압강하제, 피부병에 항히스타민제, 당뇨병에 인슐린을 투여해 국소적 증상을 없애는 치료에 집중하고 있는 것이다.

하지만 이러한 증상에 대한 대증요법 치료에 한계가

있다는 것은 이미 오래 전부터 지적받아 왔다. 질병의 근본적 치료를 할 수 없어 완치를 원하는 환자의 바람과 거리가 있기 때문이다. 이에 따라 미국, 일본, 유럽 등의 선진국에서는 대증요법을 대체할 수 있는 새로운 치료법에 주목해 왔다. 그 대표적인 치료법이 예방의학, 메가 비타민 요법, 분자교정의학 같은 대체의학이다.

1940년 알렉산더 플레밍(Alexander Fleming), 하워드 플로리(Howard Walter Florey), 언스트 보리스 체인(Ernst Boris Chain) 등이 페니실린이라는 항생물질을 발견하면서 제2차 세계대전 이후 세균으로부터 많은 생명을 구해냄으로써 인류 역사, 아니 의료계에 일대 혁명을 일으켰다. 그 후, 이 항생제만 먹으면 모든 병이 치료되는 것으로 오인할 정도로 항생제는 엄청난 효과를 지닌 치료제로 잘못 인식되기도 했다 (일명 '신비의 약'으로 불리기도 했다).

그렇다고 항생제가 인류에게 준 혜택을 무시하는 것은 아니다. 하지만 무분별한 항생제의 오남용으로 슈퍼박테리아 같은 내성균이 출현하면서 인류의 건강은 항생제 발견 이전보다 더 심각한 위험에 빠질 가능성이 커졌다. 실제로 20세기 후반부터 항생제뿐 아니라 다른 약물치료로도 치료가 되지 않는 질병이 출현하기 시작했다.

그 대표적인 것이 '성인병'과 '원인이나 이름을 알 수 없는 병'이다.

성인병이란 비만, 고혈압, 당뇨병, 암 같은 고질적 질병으로 과거에 어른에게만 나타나던 질병을 말한다. 그런데 21세기 들어 소아비만, 소아암, 소아당뇨처럼 어른이나 아이 구분하지 않고 걸리는 병이 되어 나이와 상관없는 '식원병(食原病)'이라 불리고 있다. 전문가들은 이 병의 원인이 문명과 농업의 발달로 인한 생활습관 변화와 잘못된 식습관에 있다고 말한다. 즉, 개인적인 영양의 과잉 공급과 운동 부족으로 인한 '문명병(文明病)'이라는 얘기다.

원인과 이름을 알 수 없는 병은 아토피성피부염, 사스, 조류독감, 광우병 같은 이상한 질병을 말한다. 이러한 질병이 끊임없이 출현하는 이유는 사람과 동물에게 화학 물질과 항생제를 과다 복용시킨 사회와 환경적 요인에 있다고 추정하고 있을 뿐, 정확한 원인은 밝혀지지 않았다.

하지만 일부에서는 가축 사료에 섞인 항생제의 양이 사람에게 직접 투여되는 것보다 7배나 많고, 그로 인해 항생제 내성이 커진 동물의 세균과 바이러스가 사람에게 옮겨온 결과라고 주장한다. 어떠한 경로로 침투했든 이러한 세균과 바이러스는 기존에 인간에게 투여하던 항생제로는 더 이상 낫지 않아 이상한 질병으로 분류되고 있다.

이러한 현대 질병의 면면을 자세히 뜯어보면 어떤 공통점을 발견할 수 있다. 그것은 바로 '과잉과 무절제'이다. 그렇다! 과잉(過剩)과 무절제(無節制) 때문에 이러한 질병이 생긴 것이다. 과거에 생산량 부족으로 음식을 배불리 먹지 못했던 인류가 20세기 이후 과학과 문명의 발달로 생산량이 증가하면서 무절제한 과잉 섭취, 화학 물질과 항생제 오남용으로 자신의 몸과 지구 환경을 파괴시킨 결과이다. 옛날에 못 먹던 식량에 대한 구속이 자유의 의미를 잘못 인식하게 만든 셈이다.

그렇다면 질병의 원인인 과잉과 무절제를 해결하는

것이 난치성 현대 질병을 치료하는 하나의 실마리가 되지 않을까? 과잉과 무절제를 해결하려면 먼저 사회학적 용어인 자유(自由)의 진정한 의미를 살펴볼 필요가 있다.

자유란 18세기 유럽에서 절대 왕정에 맞서 싹튼 시민정신 중 하나로 '타인에게 구속받거나 얽매이지 않고 마음대로 행동하는 일이나 상태'를 가리킨다. 그런데 여기에는 어딘가 모순이 있어 보인다. 하고 싶다고 자기 마음대로 행동하는 것이 진정한 자유일까? 자연주의 철학자이자 자유민권사상가인 루소는 자유에 대해 이렇게 말했다.

"자유란 하고 싶은 것을 무한정 하는 것이 아니라, 하고 싶지 않은 것을 하지 않을 수 있는 상태를 가리킨다."

그렇다! 진정한 자유란 하고 싶지 않은 것을 하지 않을 수 있는 상태를 말한다. 이 자유의 의미를 현대 질병에 응용한다면 새로운 개념의 치료 방법이 되지 않을까? 인체가 하고 싶다고 해서 과잉과 무절제로 무한정 내버려두는 것이 아니라 진정 하고 싶지 않은 것을 하

지 않도록 자유를 주는 것이다. 그래야만 몸이 고질적
인 질병으로부터 탈피할 수 있을 것이라고 생각한다.

2장

자유,
현대 질병으로의 응용

>> 루소가 ≪사회계약론≫에서 자유를
외쳤던 것은 사회와 인간과의 올바른 계약이 이루어지
려면 먼저 개인의 자유가 필요했기 때문이다. 마찬가
지로 인간과 세포와의 관계에서 건강한 계약이 이루어
지려면 먼저 세포의 자유가 필요하지 않을까?

지구가 대(大)우주 속에서 조그마한 행성의 위치를 차
지하고 있다면 인간이 살고 있는 지구는 중(中)우주에
해당되며, 60조 개가 넘는 세포로 이루어진 인체는 하나의 소(小)우주라고 할 수 있다. 이것은 인체가 수많은 세포로 이루어진 질서정연한 자연계라는 의미이다.

세포의 수는 대략 다음과 같이 나타난다.

> **대략 세포 수 = 체중(kg)**

따라서 체중이 60킬로그램이면 세포는 60조 개, 100킬로그램이면 100조 개의 세포가 있는 셈이다. 이러한 자연계는 그들만의 어떤 질서를 지켜가며 전체적으로 균형과 조화를 유지한다. 그런데 요즘 이러한 자연계에 기존 질서를 위협하는 새로운 현상이 나타나고 있다.

몇몇 테러리스트가 상상을 초월하는 야만적인 공격으로 지구의 불특정 다수에게 큰 인명 손실과 경제적 피해를 입히는가 하면, 인체를 구성하는 세포도 소재 불명의 어떤 세포, 즉 암세포에 의해 생명을 위협당하고 있다. 이러한 현상의 공통점은 전체를 구성하는 구성원의 자유를 구속한 결과로 발생한 폭발이라고 할 수 있다.

테러리즘에 대한 해결책으로 물리적 대테러 전쟁을

수행하는 것보다 그 테러가 발생하게 된 원인을 규명하고 해결하는 것이 급선무이듯, 생명을 위협하는 암세포를 죽이기 위해서는 대증요법으로 치료할 것이 아니라 그 원인을 파악하고 치유하는 원인 요법이 더 필요하다.

인류의 생존 환경에 대한 재앙의 원인은 진정한 자유의 의미를 잘못 인식하고 있기 때문이다. 따라서 이제라도 인체가 원하는 것을 무한정 해주는 것이 아니라 하고 싶지 않은 것을 하지 않도록 세포에게 자유를 찾아주어야 한다.

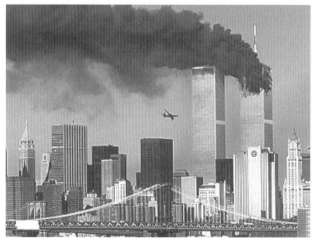

〈911테러〉

그렇다면 세포가 하고 싶어 하지 않는 것이란 과연 무엇일까?

　그것은 현대 문명과 의학 그리고 식품 산업 발달로 생긴 부산물, 즉 화학 물질과 항생제, 기타 인공적인 것, 오염된 영양소로 세포가 구성되는 것을 말한다. 그러한 물질에 구속된 인체에 깨끗한 천연 영양소(단백질, 지방, 탄수화물, 비타민, 미네랄, 물)를 공급하는 것이야말로 세포에게 진정한 자유를 주는 길이다. 이것을 외면하고 세포가 원하지도 않는 것을 마구 공급하면서 암세포뿐 아니라 주위의 정상세포까지 파괴하는 항암제 치료는 세포의 자유에 위배된다.

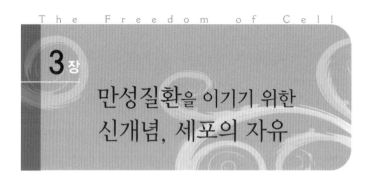

3장

만성질환을 이기기 위한
신개념, 세포의 자유

세포 구조

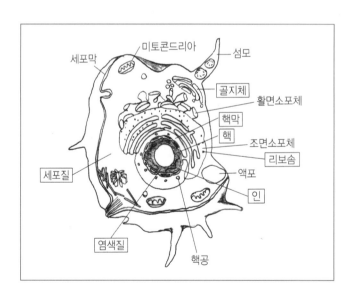

미토콘드리아

섬모

세포막

골지체

활면소포체

핵막

핵

조면소포체

리보솜

세포질

액포

인

염색질

핵공

세포 구성원의 기능

지구가 중우주이고 인체가 소우주라면 60조 개가 넘는 각각의 세포는 중우주를 구성하는 지구의 도시에 비유할 수 있다.

〈 질서정연한 자연계 〉
중우주 : 소우주 = 지구 : 인간 = 도시 : 세포

(1) 핵 – 도시 행정 총감독

세포의 생명 활동을 전체적으로 통제하고 세포 증식 기능을 한다. 핵 안에는 유전자 정보를 갖고 있는 DNA

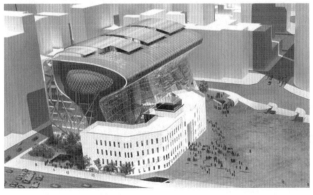

〈 서울 시청 〉

로 구성된 염색체가 있다. 이 염색체에는 한 도시의 역
사가 고스란히 내장되어 있고 앞으로 어떤 일을 할 계
획인지도 입력되어 있다.

(2) 소포체 - 도시 내의 이동통로

일반적으로 세포 안의 물질을 운반하는 기능을 한다.
주머니 모양의 그물 구조로 막 표면에 리보솜이 있는
것을 조면소포체, 없는 것을 활면소포체라고 한다. 조

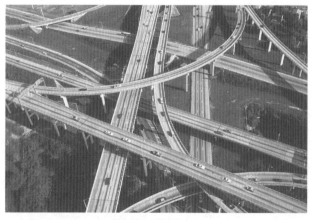

〈 도시 고가도로 〉

면소포체는 단백질 합성에 관여하고 활면소포체는 지질 대사에 관여한다.

(3) 리보솜 - 도시 내에서 제품을 생산하는 공장

세포질 속과 소포체에 붙어 있으며 DNA 유전자 정보에 따라 단백질 합성이 이루어지는 곳이다. 핵 속의 DNA가 RNA 형태로 핵막에 있는 핵공을 통해 소포체로 전달되며 세포질과 조면소포체에 있는 리보솜에서 그 유전자 암호에 따라 필요한 단백질을 합성한다.

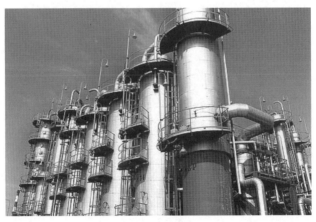

〈공장〉

(4)골지체 – 제품이 저장 및 유통되는 창고형 마트

　단백질을 일시적으로 저장하고 분비하는 역할을 한다. 조면소포체로부터 운반되어 온 단백질에 골지체에서 만들어진 다당류를 결합해 당단백질을 형성하고 이것을 농축포 형태로 세포 외부로 분비한다. 또한 필요에 따라 지방을 단백질과 결합시켜 혈액 속으로 분비하며 리소좀을 형성시켜 이물질이 들어 있는 식포와 융합해 세포 밖으로 배출시킨다.

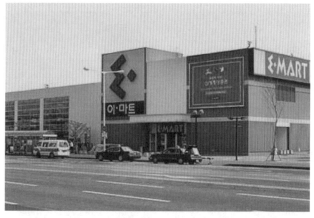

〈 창고형 마트 〉

(5) 리소좀 - 도시의 경찰관과 환경미화원

세포 내의 이물질을 분해하고 소화시켜 세포 밖으로 내보낸다. 도시 내의 범죄를 제거하고 쓰레기를 도시 밖으로 운반하는 경찰관과 환경미화원처럼 세포 내의 필요 없는 물질을 분해해 세포 밖으로 배출시킨다. 그 밖에 영양원 부족으로 스스로 에너지를 얻어야 할 때 자신을 소화시키고 세포 외의 물질을 소화시킬 때는 염증 반응을 일으킨다. 병들고 늙은 세포를 분해 및 소화시키려 할 때는 '세포 괴사'나 '세포 자멸'의 형태를 취한다.

(6) 미토콘드리아 - 에너지를 만들고 공급하는 발전소와 주유소

세포 내의 세포 호흡을 통해 에너지를 만들어낸다. 저장된 에너지는 근육 수축, 물질 합성, 능동 수송, 세포 내 항상성 유지에 쓰인다. 이중막 구조이며 자체 DNA를 갖고 있어 증식이 가능하다. 세포 하나에 약

1000여 개의 미토콘드리아가 있으며 이것은 세포 내의
공생설을 뒷받침하고 있다.

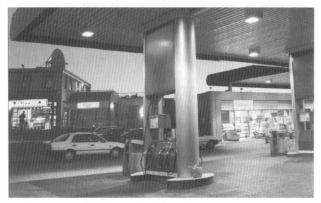
〈 주유소 〉

(7) 세포막 – 도시를 둘러싸고 있는 울타리

　세포 안과 밖의 경계를 짓는 막으로 세포 내 물질을
보호하고 세포간의 물질 이동을 조절한다. 선택적 투
과성의 이중막 구조로 그 인지질 이중층에 단백질이
고정되지 않은 채 떠다니는 유동 모자이크 형태를 취
하고 있다. 이중막 속에는 콜레스테롤이 있는데 이것
은 막 단백질을 안정시켜 지나치게 유동적인 막이 되

지 않도록 단백질을 고정시킨다.

세포막은 그 주성분이 지질층이기 때문에 극성(極性)이 작은 지용성 물질은 쉽게 통과되지만 크기가 크고 수용성을 띠는 물질은 통과하기가 어렵다. 또한 작은 분자일지라도 전하를 띠면서 극성이 크면 쉽게 통과하지 못한다. 이는 인지질의 친수성(親水性) 머리는 세포 안과 바깥쪽의 물이 있는 곳을 향하고 소수성(疏水性) 꼬리는 물과 접촉하지 않는 안쪽으로 꼬리와 꼬리를 마주해 쌍으로 배열하기 때문이다.

이렇게 형성된 인지질 이중층은 세포막의 특성들을 가지고 있다. 예를 들면 소수성 분자는 쉽게 막을 통과

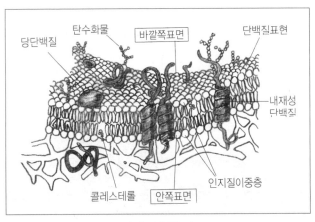

〈 세포막 구조 〉

시키지만 포도당 같은 친수성 분자는 차단시킨다. 이
때 세포막은 원하는 물질을 수송하기 위해 삼투 같은
농도 차이로 물이 세포막을 넘어 자연스럽게 이동하는
수동 수송에만 의존하지 않고, 에너지를 소비해가면서
능동 수송을 진행한다.

(8) 세포막의 단백질 – 도시로 들어오는 입구와
톨게이트

세포막에서 물질이 이동하는 통로와 입구 역할을 한
다. 이러한 막 관통 단백질은 중간 부분이 소수성, 양
끝이 친수성으로 되어 있어 세포막의 안과 밖으로 물
질 수송 기능을 담당한다. 즉, 단백질과 결합한 물체와
함께 막을 통과하는 것이다.

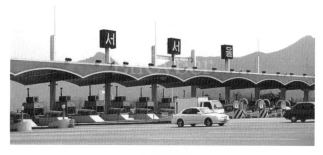

〈 톨게이트 〉

세포의 의미

인체 속의 세포는 지구를 구성하는 하나의 대도시와 같다. 그 안에는 한 도시의 시청처럼 세포 전체를 통제하는 핵, 수많은 화학 물질을 생산하는 공장처럼 단백질을 합성하는 리보솜, 도시의 곳곳을 연결하는 도로망 같은 소포체, 에너지를 생산 공급하는 발전소와 주유소 같은 미토콘드리아, 창고형 할인마트 역할을 하는 골지체, 환경미화원과 경찰관 역할을 하는 리소좀 그리고 도시를 에워싸고 있는 울타리인 세포막 등이 있다. 세포는 인체 내에서 대도시가 하는 일과 똑같은 기능을 하는 것이다.

그런데 현실 속에서 각각의 도시를 보면 나름대로 특징이 있음을 알 수 있다. 서울특별시는 수도로써 나라의 핵심 기관이 많고 국제공항이 있는 인천과 물류 항만 도시인 부산은 비행기와 배들의 왕래가 많다. 또한 광주 같은 교육 도시에는 학교가 많고 구미 전자공업 도시는 전자제품을 만들어낸다.

인체 속의 세포도 도시처럼 각각 주어진 역할과 기능

을 한다. 위벽 세포는 위액을 분비하고 적혈구는 혈액을 구성하며 피부 세포는 외부로부터 몸을 보호한다. 또한 폐포는 산소를 교환해 호흡을 한다. 이처럼 각각의 세포가 나름대로 기능함으로써 조직과 기관을 형성하고 나아가 인체가 생명력을 갖게 된다.

그렇다면 이러한 생명력을 유지하는 인체가 병이 든다는 것은 어떤 의미일까? 그것은 세포가 잘못되었다는 것을 뜻한다. 국가가 발전하려면 각각의 도시가 제 기능을 다해야 하듯 세포도 그 구성원이 제 역할을 다해야 성장하고 생명력을 유지할 수 있다. 파업으로 공장이 멈추고 태풍으로 도로가 차단되며 시청 공무원, 환경미화원 경찰관이 태만하거나 발전소 혹은 주유소가 제대로 기능하지 못하면 도시가 암흑으로 변하듯 세포도 핵, 리보솜, 소포체, 미토콘드리아, 골지체, 리소좀, 세포막이 제대로 기능하지 못하면 병든 세포가 된다.

결국 세포는 인체를 구성하는 최소 핵심 구성단위이면서 동시에 스스로 생명력을 지닌 하나의 유기체라고 할 수 있다.

세포를 구성하는 영양소

(1) 세포 속에서의 6대 영양소의 기능

① 단백질은 세포막을 구성하고 단백질이 분해된 아미노산은 핵, 즉 DNA를 만든다.

② 지방은 모든 이중막 세포의 주성분으로 지용성비타민의 흡수와 운반을 돕는다.

③ 탄수화물은 주요 에너지원인 글루코오스 (Glucose)로 분해되어 세포 속의 미토콘드리아에 서 세포 호흡을 통해 에너지로 활성화된다.

④ 비타민은 유기분자 물질로 에너지원은 아니지만 호르몬처럼 몸의 생리 기능을 조절하고 미토콘드리아에서 조효소로 사용된다.

⑤ 미네랄은 몸의 구성 성분으로 생리 기능을 조절하며 미토콘드리아 속에서 비타민과 같이 조효소로 작용한다.

⑥ 물은 몸의 70퍼센트를 차지하며 체온과 여러

생리 기능을 조절하고 영양소를 운반, 배설한다. 결국 우리 몸이 필요로 하는 6대 영양소, 즉 단백질, 지방, 탄수화물, 비타민, 미네랄, 물 등은 인체의 최소단위인 세포를 구성하고 세포 스스로 살아갈 수 있도록 하기 위한 것이다. 이처럼 6대 영양소는 영양소의 의미를 넘어 세포 그 자체라고 해도 과언이 아니다.

(2) 우리가 실제로 섭취하는 6대 영양소

① 단백질은 대부분 육류에서 동물성 단백질로 섭취하는데 그것도 방부제와 항생제로 오염된 살코기를 불에 구워 먹는다.

② 지방은 튀김요리를 함으로써 구조가 약간 변질된 트랜스(trans) 지방으로 공급받으며, 대개 불포화지방산보다 포화지방산의 고체 지방을 즐겨 먹는다.

③ 탄수화물은 화학 반응으로 정제된 단당류인 설탕이 음식의 감미료와 청량음료의 원료로

쓰이고 있으며 그 외의 정제된 탄수화물인
밀가루로 만든 라면, 국수, 자장면 등 온갖
면 종류의 식품이 우리의 식탁을 구성하고 있다.

④ 비타민은 화학 합성으로 만든 합성 비타민이
제품화된 것이 대부분이다.

⑤ 미네랄은 토양에서 공급받는데 요즘은 토양
자체가 농약이나 화학 비료로 오염되어 있다.

⑥ 물은 각종 환경 호르몬, 화학 물질, 농약 등의
환경 오염 물질로 변질되어 깨끗한 물을 먹기는
커녕 찾아보기도 힘든 상태다.

(3) 식이섬유

우리 몸속에는 섬유질을 분해하는 효소가 없다. 따라
서 아무리 섭취를 해도 그대로 배설되기 때문에 과거
에 섬유질, 즉 식이섬유는 영양소로 취급하지 않았다.
그러나 식이섬유가 부족하면 당분의 무절제한 흡수로

이어져 당뇨병의 원인이 된다. 이러한 사실이 밝혀지면서 식이섬유는 이제 중요한 영양소의 하나로 대접받으며 제7대 영양소로 불리고 있다.

이처럼 중요한 영양소가 변질되면 인체를 구성하는 세포가 변질되고, 세포가 변질되면 조직이나 기관, 장기가 병들어 나중에는 원인과 이름도 모르는 만성질환이 나타나게 된다. 경제학에서 '악화(惡貨)가 양화(良貨)를 배척(排斥)한다' 는 '그레샴의 법칙' 처럼 오염된 영양소가 깨끗한 영양소를 밀어내고 세포 구성 성분의 위치를 차지함으로써 인체가 병들게 되는 것이다.

따라서 만성질환에서 벗어나려면 양질의 영양소로 변질된 영양소를 대체시켜 변질된 세포를 깨끗한 세포로 교체해야 한다. 한마디로 세포의 자유를 찾아주어야 한다는 얘기다. 세포가 진정으로 하고 싶지 않은 것을 하지 않도록 항생제와 화학물질 같은 인공적인 것의 구속에서 벗어나 자유를 찾도록 하자는 것이다.

세포 교체

과연 양질의 영양소가 변질된 영양소를 배척하도록 할 수 있을까? 나는 이러한 세포 교체의 원리를 세포 그 자체에서 찾고 싶다.

(1) 세포 분열과 주기

세포 분열이란 하나의 세포가 두 개의 세포로 갈라져 세포의 수가 불어나는 생명 현상을 말한다. 이러한 세포 분열을 일으키는 원인이 무엇인지 현대 과학으로 아직 밝혀지지 않았지만, 세포 분열로 생긴 하나의 세포가 다시 분열하기까지 걸리는 시간을 세포의 주기라고 한다. 정상적인 세포는 각각 세포 수명을 갖고 있는데, 그것은 이러한 세포 분열로 설명할 수 있다.

세포 분열에는 두 종류가 있다.

첫째, 우리 몸이 필요로 할 때 분열하는, 즉 성장이나 상처 치료 같은 것이 있을 때 분열을 통해 딸세포를 형성하는 체세포 분열이다. 이 체세포 분열의 의미는 유전자의 균등한 분배와 마모되고 오래된 세포를 교체하는 데 있다.

각각의 정상적인 세포는 일정한 횟수로 분열을 하면서 성장해 나간다. 그러나 비정상적인 암세포는 무한정, 무제한, 무절제적으로 분열하고 증식한다. 이러한 암은 옛날부터 존재하던 만성퇴행성질환이지만, 과거에는 그리 중요하게 취급되지 않았다. 왜냐하면 대다수의 사람이 암에 걸릴 만큼 오래 살지 못했기 때문이다. 문제는 현대인의 수명이 암에 걸릴 만큼 길다는 데 있다.

둘째, 정자나 난자에서 일어나는 분열로 인한 유전자 재조합으로 생물의 다양성을 확보하기 위해 염색체 수가 반으로 줄어드는 감수 분열이 그것이다.

(2) 세포 주기의 예

① 장의 상피 세포는 12시간마다 새로운 세포를 형성한다.

② 위장처럼 산성 환경에 노출되어 있는 위벽의

상피 세포는 2~3일마다 새로운 세포로
위벽이 교체된다.

③ 피부 세포의 각화 주기와 월경 주기는 28일이다.

(3) 세포의 사멸

인체의 세포는 매일 10억 개가 사멸한다. 이것은 주로 혈액이나 창자같이 상피 세포로 둘러싸인 기관에서 일어난다. 이를 두고 흔히 괴사(necrosis)라고 하는데 세포가 독극물에 의해 손상되거나 필수 영양소의 결핍으로 일어난다. 세포가 손상되면 보통 부풀어져 터지며 내용물이 세포 밖으로 빠져나온다. 이런 일은 감염되었을 때 자주 일어나고 상처 주위의 딱지는 괴사 조직의 흔한 예이다.

한편, 세포는 스스로 괴사하기도 한다. 세포가 오래 살면 살수록 손상을 많이 받아 암세포로 발전하기 쉽기 때문에 독한 물질에 노출되기 쉬운 혈액이나 창자에 있는 세포는 개체를 위해 스스로 괴사한다. 이런 세포는 보통 며칠, 몇 주일 후에 스스로 소화된다.

(4) 세포 배출

분열이나 사멸의 경우가 아니라도 정상 세포가 밖으로 배출되기도 한다. 예를 들어 정액과 난자, 월경, 피부의 각질화, 침, 머리카락, 손발톱, 헌혈 등으로 세포가 몸 밖으로 배출됨으로써 새로운 세포가 생기는 것이다. 인체는 이처럼 세포의 분열과 사멸, 배출로 자연스럽게 세포를 교체한다.

(5) 세포 교체

어떻게 하면 세포 교체가 잘 이루어질까? 이 질문에 대해서는 세 가지 측면에서 접근해야 한다.

첫째, 물질적인 면이 있다. 앞에서도 말했지만 이를 위해 양질의 영양소를 꾸준히 섭취해야 한다.

둘째, 정신적인 면이 있다. 세포는 화학 물질 같은 오염된 외부 환경으로 인해 구속을 받는다. 그밖에도 세포는 스트레스라는 정신적인 환경오염의 영향도 받는다. 정신적인 스트레스가 인체 내부에서 하나의 프리래디칼(free radical)로 작용해 활성산소를 생성시키고 그것이 양질의 세포를 지속적으로 공격하면 결국엔 세포가 변질된다. 따라서 항상 감사와 사랑하는 마음으로 주위 환경을 대할 필요가 있다. 그러면 프리래디칼은 생기지 않을 것이며 나아가 사랑과 감사가 양질의 세포가 교체되는 시점에 일종의 윤활유로 작용하기도 한다. 종교 의식에서 음식을 먹기 전에 감사의 기도를 하는 것도 이처럼 긍정적 영향을 준다.

셋째, 지속적인 면이 있다. 세포는 일정한 주기로 생기고 사멸하며 배출되기 때문에 또한 한두 세포로 이루어진 것이 아니기 때문에 교체 타이밍에 세포를 제대로 교체하려면 하루 이틀이 아닌 한결같은 꾸준함이 필요하다. 인체와 세포가 한순간에 변질되는 것은 아니다. 1년, 10년, 아니 자기 인생에서 어느 기간 동안 섭취한 음식으로 자신의 세포가 변질되었다면 최소한 그 정도의 기간이 걸려야 깨끗한 본래의 세포 교체가 이루어질 수 있다.

요약하자면 양질의 영양소를 감사와 사랑의 마음으

로 꾸준히 섭취하는 것이 양질의 세포로 교체하는 최선의 방법이다.

(6) 세포 교체와 명현현상 (暝眩現象)

명현현상이란 질병이 치유되는 과정에서 예기치 않게 몸살, 발열, 통증, 출혈 등 증상이 더욱 악화되는 증세가 일시적으로 나타났다가 결과적으로 치료되는 현상을 말한다. 주로 한의학에서 쓰이는 용어였지만, 최근 들어 서양의 자연 의학계에서도 명현현상을 '치유의 위기(crisis of healing)'라고 부르며 새로운 시각으로 바라보고 있다.

이 말은 치유 과정에서 중단하게 될지도 모르는 위기의 순간을 의미하며 실제로 이 위기를 잘 넘겨야 완전한 치료를 할 수 있다는 뜻이다. 나는 이러한 명현현상을 인체의 자연 치유의 관점에서 양질의 영양소가 세포의 구성 물질을 교체하면서 생기는 일시적 현상이라고 설명하고 싶다. 즉, 좋지 않던 몸이 새롭게 질서를 잡으면서 세포 속의 독소와 변질된 구성물이 몸 밖으로 나오며 생기는 증상이라는 얘기다.

따라서 명현현상이 나타나는 것은 현재의 치료법이 잘 듣고 있다는 뜻이기도 하며, 반대로 명현현상이 나타나지 않으면 몸이 반응하지 않는 것을 의미하므로 치료법을 바꾸는 것을 고려해 보아야 한다.

어쨌든 명현현상은 인체가 자연 치유의 원리로 몸을 스스로 치료해 가고 있음을 의미한다. 세포의 변질이 가벼운 사람은 명현현상이 일찍 시작되었다가 빨리 끝나지만, 세포의 오염이 심각한 사람은 늦게 시작되었다가 오래 가기도 한다. 따라서 중증으로 변질된 세포를 가진 사람은 세포 교체기에 명현현상으로 더욱 고통스러울 수도 있지만, 일정 기간이 지나면 차츰 없어지므로 여유를 가지고 세포가 깨끗해지기까지 기다릴 필요가 있다.

명현현상의 판단 기준은 섭취를 중단했을 때, 그 반응이 계속해서 일어나느냐 그렇지 않느냐에 달려 있다. 섭취를 끊었을 때 반응이 나타나지 않으면 명현현상이고, 섭취를 중단해도 계속해서 반응이 나타나면 다른 원인으로 인한 증상이라고 할 수 있다. 그러므로 식품으로 인해 명현현상이 심하게 일어날 때는 먼저 섭취를 일정 기간 중단한 후 몸 상태를 살펴보고 적은 양부터 섭취해 나가는 지혜가 필요하다.

(7) 세포의 자유를 위한 구체적인 방법

지금까지 만성질환을 이기기 위한 하나의 새로운 개념으로 변질된 세포를 깨끗한 세포로 교체시켜 세포의 진정한 자유를 찾게 해주는 '세포의 자유'를 제안했다. 그렇다면 우리가 일상생활에서 세포의 자유를 쉽게 찾아주는 방법에는 어떤 것이 있을까?

① 양질의 영양소 섭취하기

첫째, 농약과 화학 물질로 오염되지 않은 유기농으로 재배된 채소와 식품으로 식단을 차린다. 유기농을 표방하는 회사는 많아도 믿고 살 수 있는 회사는 그리 흔치 않으므로 꼼꼼히 따져보아야 한다.

　둘째, 건강보조식품을 섭취한다. 그것도 완전 유기농 농장에서 재배된 원료로 영양소를 파괴하지 않는 자연적인 방식으로 만들어진 깨끗한 건강보조식품이어야 한다. 21세기에는 개인이 힘들게 유기농으로 재배해 만든 요리보다 섭취가 간편하고 영양소가 농축된 유기농 건강보조식품 시장이 더욱 커질 것이다. 이러한 트렌드 속에서 검증된 건강보조식품을 잘 골라 섭취하는 것은 21세기 소비자로서의 권리이자 의무이다.

② 맑은 정신 갖기

　양질의 영양소만큼이나 중요한 것이 어떤 마음으로 그것을 섭취하는가 하는 것이다. 감사와 사랑, 행복을 느끼게 해주는 종교도 좋고 개인적인 정신 수련, 아니면 아침에 음이온이 많이 발생하는 물 주위를 조깅하면서 깨끗한 정신을 갖는 것도 좋다. 어쨌든 물질과 병행해 정신을 빠뜨려서는 안 된다.

③ 팀워크(team work)로 지속성 갖기

세포는 하루아침에 변질된 것이 아니기 때문에 깨끗한 세포로 교체하려면 어느 정도 인내력이 필요하다. 그러므로 혼자서 하는 것보다 부부나 가족이 팀을 이뤄서 하면 서로 격려해 줄 수 있어 지속적으로 행할 수 있다. 예를 들어 혼자서 다이어트를 하면 작심삼일로 실패할 가능성이 크지만, 여러 사람이 팀을 이뤄 한다면 서로 간섭하고 격려해 성공에 이를 정도로 지속성을 유지할 수 있다.

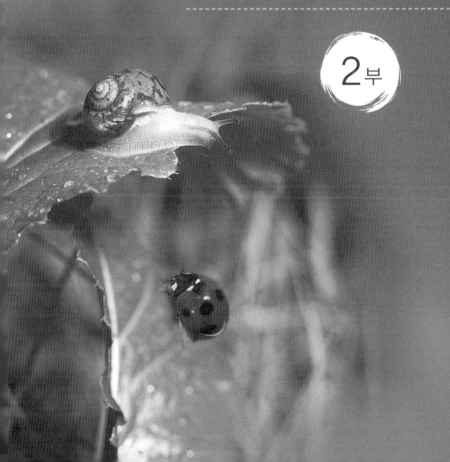

세포,
구속에서 벗어나
자유를 찾다

2부

1장

화학 물질로부터의 자유

>> 인체 내에 들어온 화학 물질은 세포를
직접적으로 공격하는데 그 방법에는 유전자 공격, 호
르몬 수용체 공격, 알레르기 인자로 작용하는 경우 등
이 있다. 특히 환경 호르몬의 호르몬 수용체 공격은 매
우 심각하다. 천연 호르몬과 비슷한 형태를 지닌 환경
호르몬은 극소량으로도 인체에 악영향을 끼치는 화학
물질이다. 더욱이 이것은 분자의 크기가 미세해 태반
을 비롯한 어떤 조직도 통과할 수 있다.

또한 우리 몸에서 분비되는 천연 호르몬이 호르몬 수용체에 접촉하면 특정 유전자가 활성화되고 그 유전자에 의해 특정한 단백질이 만들어진다. 문제는 세포 속의 이 수용체가 천연 호르몬과 형태가 비슷한 환경 호르몬을 더욱 호의적으로 받아들인다는 데 있다. 그렇게 되면 세포는 잘못된 단백질을 만들게 되거나 전혀 단백질을 생산하지 못할 수도 있다.

더 크게 문제가 되는 것은 호르몬 수용체의 특수성이다. 이 수용체는 매우 민감해 극소량의 호르몬에도 반응을 한다. 따라서 더욱 세심한 주의를 요한다.

그렇다면 무의식중에 세포를 구속 혹은 중독시키는 화학 물질에는 어떤 것이 있을까?

화학 첨가제

화학 첨가제란 식품을 제조, 가공 또는 보존함에 있어 식품에 첨가, 혼합, 침윤 등의 방법으로 사용되는 화학 물질을 말한다. 한 연구 조사에 따르면 현대인은 자신도 모르는 사이에 하루에 약 4.5g(티스푼 2개 분량)의 화학 첨가물을 먹는다고 한다.

평생을 그렇게 먹는다면 얼마나 많은 화학 첨가물을 먹게 되겠는가? 심지어 미국에서는 매장한 시체가 썩지 않은 일도 있었다고 하니 식품 첨가물의 폐해가 어느 정도인지 짐작이 가고도 남는다. 특히 이것이 현대인이 먹고 바른 식품과 화장품 속에 들어 있던 화학 물질이 방부제로 작용한 결과라는 것을 생각하면 참으로 어처구니가 없다.

그러면 우리가 섭취하고 있는 주요 화학 첨가제를 살펴보자.

(1) 아질산나트륨

산화방지제와 발색제로 햄, 소시지, 육가공품에 들어 있는 선홍색을 발산시키고 맛을 부드럽게 하며 미생물 번식을 억제해 보관성을 좋게 한다. 그렇다고 이 물질 자체가 직접 암을 일으키는 것은 아니지만, 인체의 위 속에서 육류 제품에 필연적으로 들어 있는 아민과 결

합해 니트로사민이라는 물질이 되면 이것이 암을 일으
키는 주범이 된다.

(2) 속성 재배한 식물에 들어 있는 질산염

식물은 땅 속에 있는 질소를 뿌리로 빨아들여 잎에서
광합성을 하면서 단백질로 합성시키고 그것을 영양소
로 이용한다. 그런데 인공적인 속성 재배로 광합성이
충분하지 않으면 이 질소가 완전히 단백질로 전환되지
못하고 질산염이라는 물질로 남아 있게 된다.

이러한 질산염이 소량이면 문제가 되지 않을 수 있지
만, 다량 섭취하면 중독의 염려가 있다. 화학실험에 따
르면 이 질산염은 반응에 의해 '아질산나트륨' 같은 아
질산염으로 변하는 경우도 있다고 한다.

결론적으로 지금은 "야채면 무엇이든 몸에 좋다"는
것은 옛말일 뿐이고, 어떻게 재배된 야채인가를 따져
야 하는 시대인 것이다.

(3) 중합 인산염

방부제와 결착제로 소시지, 햄, 어묵 등의 점착성을 높이고 외관과 보존성을 좋게 하면서 다른 첨가물의 효과를 증대시킨다. 그밖에 치즈, 베이킹파우더, 청량음료, 라면 등에도 첨가물로 사용되고 있다. 이 인산염의 과잉 섭취로 인한 대표적인 부작용은 칼슘의 흡수가 저해된다는 것이다.

인은 우리 몸에서 빠져나갈 때 자기 혼자 나가지 않고 칼슘과 1:1 결합으로 배설되며, 특히 어린이에게 칼슘 부족 증상이 많이 일어나는 이유가 되기도 한다.

(4) 식기 세제 중의 인산염

식기류의 세제 안에는 방부제 효과와 거품을 내기 위한 인산염이 80퍼센트나 들어 있다. 이 세제 찌꺼기가 하천으로 흘러들어 부영양화 현상으로 물을 오염시키고 공기 중으로 퍼지면 바이러스와 세균의 영양소가 된다.

다른 한편으로 식기를 설거지할 때 세제를 덜 씻어 세제 찌꺼기가 몸속으로 들어오면 식품 첨가제로 쓰인 인산염을 먹게 되는 것과 마찬가지이므로 주의해야 한다. 혹자는 외식을 많이 하는 남자들이 칼슘 부족으로 골다공증에 걸리는 원인 중 하나로 덜 씻긴 그릇을 지목하기도 한다.

일본의 후생성 발표에 따르면 세제 찌꺼기가 모이고 모여 결과적으로 사람들이 1년에 2티스푼 정도의 세제를 먹고 있다고 한다.

(5) 그밖에 우리가 먹고 있는 화학 첨가제

* 보존료(방부제) - 솔빈산나트륨(소시지, 햄, 절임류, 반찬류), 프로필렌글리콜(라면), 안식향산나트륨(기타 식품류)
* 표백제 - 차아염소산나트륨(반찬류), 과산화수소
* 곰팡이방지제 - 포스트하비스트(수입 농산물)
* 조미료 - 인산나트륨
* 합성 착색료 - 타르계 색소(색이 선명한 단무지)

* 감미료 – 사카린
* 밀가루 처리제 – 취소산칼륨

  인체는 이처럼 자연계 안에 존재하지 않던 물질이 화학적으로 합성된 것을 처리할 어떠한 해독 과정도 갖추고 있지 않다. 그럼에도 이러한 식품 첨가물이 녹아 들어간 음식은 우리의 식탁에 매일 올라온다. 지금처럼 인체가 처리하지 못하는 식품 첨가물을 계속해서 섭취한다면 그것이 우리 몸에 차곡차곡 쌓여 나중에 어떤 위험을 초래할지 아무도 모른다.

  어떻게 보면 오늘날의 알레르기, 아토피성피부염, 각종 난치성 질병의 출현은 당연한 결과라고 할 수 있다. 더욱 심각한 문제는 그것이 어쩌면 시작단계일지도 모른다는 점이다.

합성 건강식품

현대에는 비닐하우스 재배, 화학 비료 등으로 과거보다 영양분이 부족한 상태로 식물이 자라다 보니 식생활을 통해 충분히 섭취할 수 없는 영양소를 외부에서 공급할 필요성이 높아지고 있다. 그처럼 부족한 영양소를 보충해 주기 위해 정제나 캡슐, 분말로 만든 것이 건강식품이다. 이것은 이미 우리가 먹고 있는 식품 외에 또 다른 식품으로 자리 잡았고 앞으로는 생필품으로 여겨질 것이다.

그런데 안타깝게도 이처럼 중요한 제2의 식품에 아직까지 천연과 합성 건강식품에 대한 규정조차 존재하지 않고 있다. 우리가 매일 복용하는 건강식품이 합성 첨가물에 노출되어 있다면 그것은 건강을 지키기 위해 먹는 건강식품이 아니라 오히려 화학 물질을 섭취해 건강을 해치는 결과를 초래하는 지름길이 될 수도 있다.

설사 합성 첨가물과 잔류 농약이 없는 합성 건강식품일지라도 몸속에서 그것이 흡수되고 대사되는 과정 속에 들어오면 인체의 면역 세포는 과민과 거부 반응을 일으켜 알레르기와 활성산소를 생성시킨다. 그 활성산소는 짧은 시간에는 몸 밖으로 나타나지 않지만 시간이 흐르면서 쌓이고 쌓여 서서히 우리의 세포를 공격해 나갈 것이다. 따라서 소비자의 입장에서는 영양 보충 차원에서 화학과 천연, 합성과 농축의 개념으로 제2의 먹을거리인 건강식품을 제대로 선택할 필요가 있다.

식품 속의 잔류 농약

잔류 농약이란 농작물을 재배할 때 병충해로부터 농작물을 보호하기 위해 사용한 농약이 농산물과 토양, 물 등 자연 환경에 잔류하는 것을 말한다.

농약은 대부분 지용성이다. 더러 수용성도 있지만 비가 오면 씻겨 내려가기 때문에 대체로 지용성 농약을 많이 사용해 야채와 과일에 농약이 남을 수밖에 없다. 또한 농산물이 수입, 유통되는 과정에서 상품성을 높이기 위해 곰팡이방지제나 살균제, 방부제를 사용하는 경우에도 농약이 잔류할 수 있다.

잔류 농약에 따른 증상이 금방 몸 밖으로 나타나진 않지만 그것이 서서히 누적되면 두통, 어지럼증, 소화 불량, 집중력 결여, 경련, 말단 부위의 마비 같은 중독 증상이 나타난다. 그러므로 야채나 과일, 식물 농축물, 엑기스를 먹을 때는 잔류 농약을 최대한 제거하는 것이 중요하다.

잔류 농약을 제거하는 방법으로는 물에 5~10분 담가 두었다가 흐르는 물에 1분 이상 문질러 씻는 것이 가장 좋다고 한다. 이렇게 하면 채소는 약 50퍼센트, 과일은 약 40퍼센트 잔류 농약이 제거된다. 그러나 지나치게 많이 씻으면 오히려 영양소가 파괴되기 때문에 적당한 시간 동안 씻을 수 있는 전용 세제를 사용하는 것이 좋다.

간혹 식초, 소금, 숯을 탄 물에 농작물을 씻는 사람도 있지만 잔류 농약 대부분은 지용성이므로 그런 것을 물에 타서 씻는다고 해서 농약이 더 많이 제거되는 것은 아니다.

야채나 과일은 완전 유기농을 선택하는 것이 좋지만 여의치 않을 때는 인산이 없는 전용 세제로 잘 씻은 후에 껍질을 먹을 수 있는 것은 껍질까지 먹는 것이 좋다. 왜냐하면 껍질을 구성하는 섬유질이 농약을 흡착해 배설하는 역할도 하기 때문이다.

이처럼 우리 스스로 농작물을 선택하고 세척할 수 있는 경우 최대한 잔류 농약을 제거하기 위해 노력할 수 있지만, 이것이 농축물과 엑기스처럼 제품으로 둔갑하거나 밖에서 외식으로 야채를 먹을 때는 우리의 의지와 상관없이 잔류 농약을 섭취할 수도 있다. 그러므로 평소에 장에 축적된 농약을 흡착, 배설하기 위해 섬유질이나 유산균의 꾸준한 섭취가 필요하다.

합성 화장품 같은 외용품

음식을 통해 입으로 들어오는 화학 물질 외에도 합성 화장품처럼 피부로 들어오는 화학 물질도 있을 수 있다. 화학 물질이 입으로 들어오든 피부로 들어오든 결국 체내에 축적되는 것은 마찬가지이다. 결국 화학 물질은 가까이하지 않는다, 화학 물질을 먹지 않는다, 화학 물질에는 손도 대지 않는다고 하는 경우에도 자신도 모르는 사이에 여러 경로로 화학 물질이 체내로 들어오고 있는 셈이다.

그중 하나가 피부에 바르는 외용품인 화장품이다. 과거에는 화장품의 기능이 단순해 단지 피부 꾸미기에 국한되었다. 따라서 부작용이 그리 크지 않았으며 설령 생길지라도 그 증상이 심각하지 않았다. 하지만 최근에는 외모를 중시하는 시대적 트렌드에 편승해 화장품의 기능과 사용이 늘었고 피부에 미치는 부작용 역시 늘고 있다.

대표적으로 중국 질검총국은 최근 일본으로부터 수입한 인기 화장품에 민감한 피부에 트러블을 일으키고 눈에 자극을 주는 크롬과 네오디뮴 같은 중금속이 함유되었다고 발표하였다. 이에 대해 회사 측은 화장품 제조 과정에서는 절대로 중금속을 첨가하지 않았으며 그 중금속이 공기 중에 함유돼 있고 2mg 이하는 인체에 무해하다고 주장하는 해프닝도 있었다.

그 후 그 회사뿐 아니라 다른 유명 브랜드 화장품에서도 대부분 중금속이 검출되었다는 사실이 밝혀졌다. 이 얼마나 황당한 일인가? 그러면 우리가 지금까지 중금속을 얼굴에 바르고 있었다는 말인가?

피부 전문가들은 자신의 피부 상태에 맞고 유해한 화학 성분이 없는 적절한 화장품을 사용하도록 권하고 있다. 소비자들은 자신의 건강을 지키기 위해 제품을 고를 때 성분 표시를 꼼꼼히 살펴보는 습관을 들이는 것이 좋다. 유해한 화학 물질이 들어 있는지 확인하고 성분이 자세하게 명시되지 않았거나 표기를 했더라도 용기에 기입하지 않고 종이 포장지에만 표기되어 소비자를 속이는 제품은 사용하지 않는 것이 바람직하다.

2장

변질된
식품으로부터의 자유

지방

지방은 글리세롤과 지방산이 에스테르 결합을 이루는 분자로 중요한 에너지원이자 인체 구성 물질과 생리 활성적 역할을 하는 화합물이다. 일단 지방이 우리 몸에 들어오면 리파아제라고 하는 소화 효소에 의해 글리세롤과 지방산으로 분해된 후 흡수된다.

이것은 뇌 구성 성분의 60퍼센트를 차지하고 있으며 인지질로 세포막의 구성 물질이 되고 체온 조절, 신경

자극 전달 물질과 각종 효소, 호르몬의 생성에 없어서는 안 되는 물질이다. 상온에서 고체로 존재하는 것을 특히 지방이라 하여 액상인 기름과 구별하지만, 본질적으로 큰 차이는 없다.

이러한 지방은 3개의 지방산과 1개의 글리세롤로 이루어져 있다. 지방의 뼈대와 같은 글리세롤은 지방의 특성에 큰 영향을 주지 않으며 지방산의 종류에 따라 그 지방이 특징지어 진다.

한편 지방산은 탄소 사슬에 수소가 붙어 있는 구조로 한 쪽 끝이 −COOH라는 산의 형태와 비슷해 지방산이라는 이름으로 불린다. 이 지방산 중에 탄소 사슬의 결합이 단일 결합으로 된 것을 포화지방산이라고 하고, 추가로 수소가 들어갈 여지가 없으며 결합력이 강해 고체의 형태를 띤다. 반면 탄소 사슬의 결합 중에 이중결합이 있는 것을 불포화지방산이라고 하는데, 이것은 수소가 추가로 들어갈 수 있으며 결합력이 약해 상온에서 액체의 형태를 취한다.

포화지방산은 상온에서 고체 혹은 반고체 상태의 기름이다. 쇠기름, 돼지기름 등 모든 동물성 기름과 버터, 쇼트닝 그리고 식물성 기름 중에서 코코넛 기름이 여기에 해당된다.

불포화지방산은 상온에서 흐름성이 있는 액체 상태의 기름이다. 이 불포화지방산은 다시 단가 불포화지방산과 다가 불포화지방산으로 구분되는데, 이 중에서 다가 불포화지방산은 오메가-3계 지방산과 오메가-6계 지방산으로 구분된다.

단가 불포화지방산은 올리브기름, 땅콩기름 등에 많고 다가 불포화지방산 중에 오메가-3계 지방산은 참치·고등어 같은 생선기름, 들깨기름에 많으며 오메가-6계 지방산은 옥수수기름, 면실유, 콩기름 등에 다량 포함되어 있다.

포화지방산과 불포화지방산에는 어떤 차이점이 존재할까?

포화지방산은 체내에서 혈액의 콜레스테롤을 높이는데 반해 불포화지방산 중 단가 불포화지방산은 혈액 내의 콜레스테롤을 낮춰 심장질환의 발병 위험을 낮춘다. 다가 오메가-6계 지방산 역시 혈액 내의 콜레스테롤을 낮춰 심장질환의 발병 위험을 낮출 수 있다. 또한 오메가-3계 지방산도 혈액 내의 중성 지방치와 혈액이 엉키는 혈전을 감소시켜 심장질환의 발병 위험을 낮춰준다.

여기서 중요한 것은 트랜스 지방인데, 이것은 식물성 기름이지만 이것을 고체화하는 과정에서 생성되는 것으로 세포막을 딱딱하게 만들고 콜레스테롤을 높이는 역할을 하는 것으로 밝혀졌다. 결국 아무리 식물성 기름일지라도 트랜스 지방이 많은 마가린은 동물성 기름보다 몸에 좋지 않은 것이다.

트랜스 지방

트랜스 지방이 소비자의 입에 오르내리기 시작한 지는 그리 오래되지 않았지만, 최근에는 그 문제가 본격적으로 제기되면서 언론에 자주 등장하고 있다. 대표적으로 2006년 말에는 패스트푸드의 천국 미국 뉴욕시 매사추세츠주에서 트랜스 지방이 함유된 기름 사용을 제한한다는 조례가 제출되기에 이르렀다.

이처럼 탈도 많고 말도 많은 트랜스 지방이란 대체 무엇인가?

트랜스(trans-)란 '다른 쪽'이라는 의미로 시스(cis-), 즉 '같은 쪽'의 반대 개념이다. 화학 구조에서 이것은 분자의 위치가 서로 엇갈려 있는 상태를 가리키는 용어로, 지방산 구조의 탄소 사슬에서 이중 결합을 두고 서로 이웃한 수소가 비정상적으로 엇갈려 다른 쪽에 존재하는 것을 가리킨다.

이 트랜스 지방은 자연계에 존재하지 않는 물질로 불포화지방산에 화학 반응이나 고열 같은 인위적 자극이 가해졌을 때 생성된다. 우리가 트랜스 지방을 섭취하면 배설되지 않고 흡수되어 대사 과정에서 세포막을 딱딱하게 하거나 콜레스테롤 수치를 높이고 혹은 우리 몸에 유익한 지방산을 감소시키는 등의 악영향을 끼친다.

또한 트랜스 지방은 몸속에서 필수 지방산과 산소 쟁탈전을 벌여 정상적인 세포에 산소가 부족하게 만든다. 노벨상을 수상한 생화학자 오토 바르부르크(Otto H. Warburg)는 이러한 상황에서 무산소 호흡의 세포를 거쳐 비정상적으로 발육하는 암세포로 발전한다고 주장했다.

　트랜스 지방은 기름에 튀긴 음식을 먹을 때 바삭한 소리가 나는 과자, 빵, 도넛, 프렌치프라이 등에 많이 함유되어 있다. 그러므로 바삭거리는 음식은 경계할 필요가 있다.

　미국뿐 아니라 한국에서도 트랜스 지방이 식품 제조 공정에서 반드시 퇴출되어야 한다. 그러기 위해서는 소비자들이 자신과 가족, 나아가 사회의 건강을 아끼는 감시자의 자세를 지녀야 한다. 일반적으로 패스트 푸드라 불리는 햄버거, 감자튀김, 프렌치프라이, 프라이드치킨은 지방 함량만 높고 몸에 도움이 되는 영양이 없어 흔히 정크(Junk, 쓰레기) 푸드로 불린다.

　이러한 정크 푸드의 심각성은 칼로리가 높다는 것은 물론 화학 첨가물과 기름에 튀기면서 생기는 트랜스 지방을 많이 함유하고 있다는 데 있다. 따라서 음식 중에 바삭한 맛을 주는 것이 있다면 차라리 떼어내고 먹는 것이 나을 것이다. 그것을 떼어내면 맛은 없더라도 그만큼 오래 살 수 있기 때문이다. 그 바삭한 것은 그야말로 트랜스 지방 덩어리이다.

변질된 단백질

현대인이 단백질 공급원으로 가장 많이 먹고 있는 것은 식물성보다 동물성 단백질인 육류의 살코기이다. 하지만 이러한 육류는 오염도와 신선도를 주의 깊게 살펴볼 필요가 있다. 먼저 우리가 식당에서 사먹는 냉동 고기들은 대부분 수입산이다.

외국에서 한국까지 운반하기 위해 부패를 방지하고자 방부제 같은 화학 첨가제가 들어갔을 것은 뻔한 이치이고, 결국 우리는 화학 물질이 묻어 있는 변질된 단백질을 공급받는 셈이다. 동물성 단백질 외에 식물성 콩류에서도 단백질을 공급받을 수 있음을 염두에 두고 육류의 살코기는 냉동보다 냉장된 것을, 냉장된 것 중에서도 짧은 기간 보관된 것과 항생제 및 방부제로 오염되지 않은 고기를 먹을 필요가 있다.

정제된 탄수화물-설탕

우리가 흔히 식품류에 사용하는 설탕은 포도당 분자와 과당 분자가 결합된 자당(sucrose)으로 이것은 단맛을 내며 순수하게 정제되었을 때는 순백색을 띈다. 정제당인 설탕은 사탕무, 사탕수수의 착즙을 농축, 결정해 원심분리기로 분리하고 이 원료당을 다시 물에 녹여 탈색한 다음 정제와 결정화 단계를 거쳐 만들어진다.

이 설탕은 인체의 성장과 활동에 필수적인 에너지원으로 3대 영양소의 하나인 탄수화물의 원천이며 영양학적으로도 매우 중요한 식품이다. 그런데 이처럼 중요하고 필수적인 에너지원인 당(糖)이 자연의 섭리를 거역해 만들어졌다는 이유로 21세기를 사는 현대인에게는 만병의 근원이 되고 있다. 섣부른 과학이 만든 잘못된 물질인 셈이다.

인공적으로 가공되고 정제된 설탕은 인체의 혈당 관리 시스템을 교란시켜 저혈당증을 일으키고 나아가 난치성 당뇨병을 유발하는 원인을 제공한다. 저혈당증으로 인간의 몸뿐 아니라 뇌 기능에도 치명적 문제를 일으켜 단것을 좋아하는 사람이 난폭하고 폭력적인 정신 세계를 갖게 한다는 의학적 견해도 있다. 그뿐 아니라 암세포의 먹이가 되는 인슐린의 분비를 촉진하고 치매와 근시를 일으키며 심혈관계 질환의 원인이 된다고 하니 자연을 역행한 결과가 실로 엄청나다.

흥미로운 것은 당분이 자연계 속에 존재할 때는 전혀 문제가 되지 않았다는 점이다. 당분은 녹색 식물이 광합성 작용으로 한여름 동안 수고해 에너지원으로써 자기 몸속에 저장한 것인데 이것을 인간이 추출하면서 문제가 된 셈이다. 즉, 사탕무와 사탕수수 그 자체를 먹었을 때는 인간에게 전혀 당뇨병을 일으키지 않았다. 이러한 결과는 식물에게 당분 이외에 다른 무언가가 있다는 의미로 받아들여졌다.

이후 의학자, 영양학자, 과학자들이 밝혀낸 사실에 따르면 그 '다른 무언가' 는 바로 섬유질이라고 한다. 그렇다. 광합성 작용을 하는 녹색 식물에는 당분 이외에 섬유질이 함유되어 있어서 우리가 섭취하더라도 천천히 소화되고 흡수되었다. 이처럼 혈당이 완만하게 올라가 인슐린 분비를 더디게 하고, 인슐린 분비 세포

인 췌장 세포를 편안하게 만들어 당뇨병에 걸릴 이유
가 없었던 것이다.

참으로 오묘하지 않은가! 자연은 현명하게도 당과 섬
유질, 당뇨병과 설탕의 관계를 이미 알고 있었단 말인
가? 하지만 한치 앞을 내다보지 못한 인간은 눈앞의 이
익 때문에 섬유질을 제거한 정제당을 만듦으로써 결국
몸을 해치게 되었다. 우리가 자연을 거스를 때, 자연은
결코 우리를 용서하지 않는다.

아이러니한 것은 설탕을 만드는 회사에서 또 제약회
사를 만들어 당뇨병 약을 만든다는 사실이다. 말 그대
로 병 주고 약 주는 셈인데, 이는 소비자가 합리적으로
판단해 정제된 탄수화물을 자제하고 자연 속에서 당분
을 섭취하는 것이 바람직하다는 것을 잘 보여준다.

어느 누구도 여러분의 몸을 지켜주지 않는다. 여러분
의 몸은 여러분 스스로 돌봐야 한다.

3장

오염된
환경으로부터의 자유

>> 오염된 환경이란 인간의 활동에 의해 지구상에 발생하는 수질, 공기, 토양의 오염과 진동, 소음, 악취 등으로 자연 환경이 손상되는 현상을 가리킨다. 이러한 환경오염은 인간 활동의 집중화, 도시화, 산업화로부터 비롯되었다.

그중에서도 수질오염은 생활 하수, 공장 폐수, 축산 폐수에 그 원인이 있고 대기오염은 자동차, 공장, 발전소, 난방 등에서 나오는 매연과 악취 및 각종 휘발성 유

기 화합물, 특정 유해 물질 등이 원인이다. 그리고 토양
은 농약과 화학비료로 인해 서서히 오염되고 있다.

수질오염

중우주인 지구 표면적의 70퍼센트는 바다이고, 소우
주인 인체 또한 70퍼센트가 물로 되어 있다. 이 말은
지구상의 인구를 비롯한 모든 생물체는 물 없이 살아
갈 수 없다는 것을 의미한다.

70퍼센트라는 통계 수치가 보여주는 무게만 보더라
도 물이 인간에게 주는 영향력이 막대하다는 것을 알
수 있지만, 과거에는 물이 흔하다는 이유로 그 중요성
을 잊고 5대 영양소에조차 포함시키지 않았다. 그러나
산업화와 20세기를 거치면서 인류는 물의 중요성을 서
서히 깨닫게 되었고, 지금은 6대 영양소라고 부르는 것
은 물론 중요성을 넘어 존귀한 존재임을 느끼고 있다.

이처럼 하나의 영양소로써 그 가치를 인정받고 있는
물, 즉 우리가 마시고 있는 물의 상태는 어떠할까? 가

정에서 먹고 있는 수돗물 속에는 소독을 위해 염소가 들어가 있고, 산업 폐기물로 인해 발생하는 환경 호르몬, 잔류 농약, 합성 세제, 분뇨 등에 의해 하천과 지하수가 오염되어 있으며 비구름이 만들어내는 비마저 산성비로 오염된 실정이 아닌가?

우리가 살고 있고 후손들이 살아갈 이 지구를 위해, 아니 당장 우리 자신의 건강을 위해서라도 물을 깨끗하게 정화하고 하천을 오염시키는 화학 물질을 미리 차단하는 것이 절실히 필요하다. 이젠 방관자가 아닌 주인의식으로 물을 오염시키는 행위를 감시하고 스스로도 물을 오염시키지 않는 자세를 생활화해야 할 것이다.

대기오염

만약 가능하다면 지금 당장 건물의 옥상에 올라가보라. 뿌연 먼지 사이로 맞은편의 산과 건물이 희미하게 보인다면 여러분은 분명 공장이나 자동차에서 뿜어대는 황화수소, 일산화탄소, 이산화황, 오존 등 유해한 가스로 오염된 공기를 마시며 생활하고 있다고 봐도 무방할 것이다.

　미 환경보호국의 보고에 따르면 오염이 심한 실외의 공기보다 오히려 가정이나 사무실 같은 실내의 공기오염이 2~5배, 많게는 100배는 더 높다고 한다. 그것은 밀폐된 실내에서는 통풍이 안 되어 미생물이나 유해한 화학 물질이 지속적으로 누적되기 때문이다.

　미세한 공기오염 물질이 허파 깊숙이 들어오면 호흡기계뿐 아니라 면역체계를 무너뜨리는 악영향을 미칠 수 있다. 새집증후군처럼 신축 건물의 페인트나 벽지, 건축 자재에서 발생하는 휘발성 유기물질(VOC)도 또 다른 공기오염 물질로 질병을 유발시키기도 한다.

토양오염

　지구상에 사는 생물들의 근간이 물이라면 그것을 직간접적으로 지탱하고 있는 것은 생명체가 딛고 뿌리내려 살아가는 토양이라 할 수 있다. 그런데 이러한 토양이 점점 오염되어 가고 있다. 잘 썩지 않는 쓰레기인 합성 화학제품과 일회용품이 토양에 매장되고, 화학 비료가 뿌려짐으로써 땅속의 미생물을 사멸시키며 그 함유량을 변화시키고 있는 것이다.

이처럼 영양소의 균형이 깨지고 결핍된 미네랄을 뿌리로 흡수한 식물은 당연히 성장이 저해되고, 그것을 섭취한 인간에게 마찬가지의 영양 불균형을 안겨준다. 다시 말해 토양오염은 비타민, 미네랄 오염으로 나타나며 이것은 결국 4대, 5대 영양소의 변질을 의미한다. 따라서 인간이 배출하는 쓰레기와 흙에 대한 세심한 주의가 요구된다.

중독으로 오염된 정신

　중독(addiction)이란 어떤 물질의 습관성과 독성에
의해 기능적으로 장애를 일으키는 것과 물질은 아니지
만 어떤 것에 빠져 그것을 하지 않으면 정서적으로 불
안해져 계속해서 해야만 하는 의존적인 상태 등을 가
리킨다.

　21세기를 살아가는 우리는 집단적으로 이런 중독증
을 앓고 있는 것 같다. 많은 사람이 술, 알코올, 마약
같은 의존적 약물뿐 아니라 주식, 일, 도박, 쇼핑, 텔레
비전 등에 중독되어 있으며, 최근에는 인터넷을 통한
게임과 채팅에 중독되어 정상적으로 생활하지 못하는
사람이 허다하다고 한다.

　현대 사회는 왜 이러한 중독에 쉽게 노출되어 있는
것일까?

　그것은 현대인의 정서적 특징인 불안과 우울, 고독,
소외감으로부터 탈출하기 위해 무언가 탐닉할 것을 찾
게 되면서 서서히 시작되었던 것 같다. 한 번 탐닉하기
시작하면 사람들은 더욱 사회에서 멀어지고 그렇게 해

서 생긴 더 큰 불안과 우울증은 가정과 사회로부터 또 다른 소외를 일으켜 결국 중독의 나락으로 빠져드는 것이다.

중요한 것은 약물의 의존적 독성이든, 비약물의 정신적 습관성이든 일단 중독이 되면 모두 사람의 뇌세포를 변화시켜 탐닉에 이르게 하고, 그것을 못하게 되면 금단 증상이 일어나거나 심지어 정신질환으로 발전한다는 점이다. 이는 오염된 정신으로 우리의 뇌세포를 구속시킬 수 있고, 그러한 뇌세포로 인해 정신질환에 이를 수 있다는 의미이다.

특히 알코올 중독으로 정신병이 초래되는 주된 원인은 영양 부족에 있으며, 그중에서도 비타민 부족이 가장 중요한 원인이다. 따라서 술을 자주 마시는 사람은 안주를 잘 먹거나 규칙적인 식사를 통해 영양소 섭취가 잘 이루어지도록 해야 한다. 매일 습관적으로 술을 마시는 사람 중에서도 안주 없이 마시는, 소위 강술을 마시는 사람은 정신질환에 걸릴 확률이 높으므로 주의해야 한다.

신경세포와 정신질환

20세기 초와 그로부터 100년이 다 되어가는 20세기 말에 약물 투여로 인한 정신질환 치료율을 통계로 따져보면 채 20퍼센트가 안 된다고 한다. 그렇다면 80퍼센트의 환자들이 약물로는 치료가 불가능했다는 얘기인데, 이는 또 다른 방식의 치료법이 필요하다는 것을 의미한다.

이러한 상황을 인식했던 데이비드 호로빈(David Horrobin, 캐나다의 영양학자이자 의학자) 박사는 정신질환의 원인을 신경전달물질의 이상이나 이들 수용체의 이상으로 보지 않고, 신경세포 구성성분의 이상으로 보았다. 즉, 도파민, 세로토닌 같은 신경전달물질이 분비되어 신경세포를 자극하면 신경세포막의 인지질이 분해되어 인과 불포화지방산으로 분리되면서 각자의 역할을 한다는 것이다.

분리된 인과 불포화지방산은 역할을 마치고 효소에 의해 정상적인 인지질로 재결합되어야 하는데, 정신질환을 앓고 있는 사람은 불포화지방산이 부족해 그 재

결합 단계가 제대로 되지 않는다. 결국 인지질로 재결합이 잘 되도록 EPA 같은 양질의 불포화지방산을 공급해 줌으로써 정신질환을 치료할 수 있다는 것이 호로빈 박사의 새로운 치료법이었다.

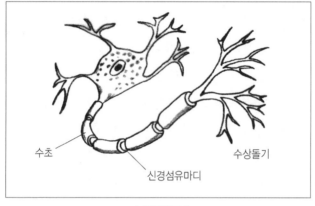

수초

신경섬유마디

수상돌기

〈 신경세포 〉

스트레스와 항산화

현대인이 가장 무서워하는 질병은 뭐니 뭐니 해도 암이다. 그런데 각각의 암을 일으키는 여러 인자 중에서도 공통으로 들어가는 유발 인자가 스트레스이다. 사실, 스트레스는 인류가 지구상에 살기 시작하면서부터 인간과 함께해왔던 증상이다.

과거 인류가 수렵 생활을 할 때 가졌던 스트레스는 동물의 공격으로 인한 상처가 전부였다. 이때 인체는 스트레스, 즉 상처를 입으면 그것을 치유하기 위해 혈액응고 물질을 분비해 상처를 아물게 했다. 그처럼 인간의 몸은 유전적으로 스트레스를 받으면 혈액응고 물질을 자동적으로 분비했던 것이다.

그렇다면 현대 사회는 어떠한가?

현대의 스트레스는 물리적 상처보다 정신적 자극이 훨씬 더 많은 비중을 차지한다. 문제는 우리가 정신적 스트레스를 받더라도 인체는 자동으로 혈액을 응고하는 물질, 즉 혈전을 생성하는 메커니즘을 작동시킨다는 것이다. 그래서 스트레스를 받으면 혈전이 생겨 혈압이 올라가고 혈관이 막혀 뇌출혈과 심장마비 같은 질환을 유발하게 된다.

우리 몸은 스트레스를 받으면 산화가 되고 이는 다른 말로 활성산소(유해산소)가 생성된다는 것을 의미한다. 그리고 혈관이 녹슬 듯 산화가 되면 혈전이 생긴다. 결국 스트레스를 받으면 활성산소를 발생시켜 암, 고혈압, 당뇨 같은 성인병을 일으키고 노화의 원인으로 작용한다.

프리래디칼

분자는 양자와 그 주위를 짝을 맞춰 돌고 있는 전자로 이뤄지는데 어떤 원인으로 이 전자가 짝을 잃으면 불안정한 상태가 된다. 이처럼 불안정한 분자를 프리래디칼이라고 한다. 화학적으로는 '유리기(遊離基)'라 칭하고 그 종류로는 활성산소(Superoxide), 과산화지질 등이 있다. 그런데 1990년대 말부터 이 프리래디칼이 각종 성인병과 노화 현상의 원인으로 지목받고 있다.

우리 몸의 세포는 최첨단 공장이 들어선 도시에 비유할 수 있다. 도시 안의 공장이 가동하면 오염물질이나 폐기물이 나오듯, 세포 공장도 가동하면 폐기물인 화학 물질을 형성하는데 그 화학 물질 안에는 어느 정도 불안정한 산소가 포함되어 있다.

공장의 불안정한 산소가 포함된 매연이 공기를 오염시키는 것과 마찬가지로, 우리 몸의 불안정한 산소인 활성산소는 만들어지는 즉시 주위에 있는 세포 구성 물질인 단백질, 지방, 핵산뿐 아니라 기타 조직과 결합해 산화를 일으킨다. 더불어 그 본래의 기능을 변질시키거나 파괴하는 해로운 독성 물질로 작용한다. 이러한 방식으로 노화와 성인병은 물론 치매와 백내장에 이르기까지 거의 모든 노인성 질환의 발생에 유해한 활성산소가 관여하는 것으로 알려져 있다.

한편, 우리 몸에서 활성산소가 만들어지면 이것을 자동으로 방지하는 항산화 효소 SOD(Superoxide Dismutase)가 분비되고 프리래디칼에게 남는 전자를 주어 환원시킴으로써 활성산소를 깨끗하게 청소한다. 문제는 이 SOD가 무한대로 생성되는 것이 아니고, 특히 나이가 들수록 그 분비량이 줄어든다는 데 있다.

이때 중요한 것은 외부로부터 항산화력을 가진 물질을 공급받는 것이다. 항산화 비타민과 셀레늄 같은 항산화 무기질을 섭취하는 것은 물론 식물이 함유한 고유의 색깔을 먹어야 한다. 식물은 햇빛을 받아 광합성을 하면서 영양 물질을 만든다. 동시에 햇빛 속의 자외선은 식물에게 하나의 스트레스로 작용하며, 식물은 자외선으로부터 자기 몸을 보호하기 위해 각각 고유의 색깔을 만든다. 이는 식물 고유의 색깔(식물 내재 영양소)에 엄청난 항산화력이 있음을 의미한다.

21세기를 살아가는 현대인은 몸이 감당하지 못할 만큼 엄청난 스트레스를 받으며 생활하고 있다. 따라서 넘쳐나는 산화 물질로 우리 몸을 병들게 하지 않으려면 외부의 식물로부터 부족한 항산화력을 얻어야 한다. 그런데 현실적으로 우리는 농약과 화학 비료 재배로 식물의 색깔이 있는 껍질을 마음 놓고 먹지 못하고 있다. 유기농 재배로 길러 껍질째 먹을 수 있는 채소와 과일을 고르는 지혜가 필요한 이유가 바로 여기에 있다.

우리 몸을 구성하는 60조 개가 넘는 세포는 화학 물

질과 변질된 식품, 환경오염으로 구속된 상태에서 질병이 생긴다. 그 오염이 오래 지속되었다면 만성적으로 나타나 난치와 불치의 병으로 인식되며, 그 만성질환을 이기기 위해서는 양질의 영양소로 변질된 세포 구성 물질을 교체시켜 세포의 진정한 자유를 찾아주어야 한다.

현재 미국과 캐나다의 북미 지역에서는 이러한 원리와 비슷한 '분자교정요법'이 대체의학의 하나로 당당하게 자리매김하고 있다.

세포의
자유로
신흥 부자가 되다

3부

1장

분자교정요법과 N.D.

>> 1950년대 초 캐나다의 정신과 의사 아브람 호퍼(Abram Hoffer)와 험프리 오스몬드(Humphry Osmond) 박사가 정신분열증 환자에게 비타민 B3인 나이아신을 약물과 함께 투여했더니 치료약물만 투여했을 때보다 그 효과가 높아지는 것을 밝혀내면서 태동되었다.

그리고 1960년대 말 노벨상을 두 번이나 수상한 스탠포드대의 화학 교수이자 세계적인 석학 라이너스 폴

링(Linus Carl Pauling) 박사가 비타민C와 감기와의 상관관계를 과학적으로 입증하면서 분자교정(Orthomolecule)이라는 용어와 그 치료법이 만들어졌다.

우리가 뼈의 골절 때문에 찾아가는 정형외과(整形外科, Orthopedics)의 '정형'이라는 용어는 말 그대로 뼈의 형태를 바로잡는다는 의미이다. 이렇게 'Ortho-'는 'Correct(바로 잡다)'의 뜻을 지니고 있다. 뼈의 골절을 바로잡기 위해 깁스로 교정을 하듯 '분자교정'은 질병의 원인이 되는 잘못된 세포와 분자(Molecule)를 바로잡아 질병을 치료하는 방법이다.

특히 폴링 박사의 분자교정요법은 체내와 자연계에 존재하는 물질을 이용하고 있다. 즉, 인체에 존재하는 영양소로 단백질, 지방, 비타민, 미네랄 등의 양을 조절해 세포 기능을 정상화시킴으로써 치료하는 방법인 것이다. 이 요법은 영양 물질에 따라 과량을 사용하는 경우가 있기 때문에 메가 혹은 대량요법이라 불리기도 한다. 이 메가 요법의 '메가(대량)'는 앞에서 말한 현대 질병의 원인인 과잉 혹은 무절제와는 근본적으로 다르다.

먼저 과잉은 많은 양을 무절제하게 지속적으로 섭취해 몸속에 축적되는 것을 말한다. 반면 대량요법에서는 영양소 공급이 개인의 연령과 활동량, 성별, 질병의 유무에 따라 개인에게 맞는 양이 결정된다. 그리고 무절제로 공급하는 것이 아니라 아주 절제 있는 투여가 되도록 한다.

가령 메가 비타민 요법에서 대량의 비타민C 투여 용량은 복용하는 사람이 설사를 하기 전까지로 절제한다. 따라서 과잉이 되지 않도록 하면서도 세포가 부족한 부분을 충족시켜 결국 세포를 영양 부족으로 인한 구속으로부터 벗어나 자유롭게 만든다. 이것은 RDA(Recommended Dietary Allowance, 권장하는 승인된 식이요법)량과는 많은 차이가 있다.

RDA량은 비타민 부족증이 일어나지 않을 만큼의 양이고 분자교정요법상의 치료 양은 과량으로 어떤 질환을 치유할 수 있는 양까지도 포함한다. 개인에 따라 치료를 위해 ODI(Optimum Daily Intakes, 하루의 최적 섭취)량까지 투여하는 경우도 많다.

이처럼 분자교정요법은 잘못된 식습관과 오염된 영

양소로 인해 구속된 세포에게 '세포의 자유'를 찾아줌으로써 세포를 정상으로 만들어 질병을 치료하는 방법이다.

한편, 현대의 질병을 치료하는 의학과 약학은 대부분 대증요법으로 치료하고 약을 투여한다. 이러한 역할을 하는 사람을 Allopathy Medicine Doctor(M.D.)라고 하는데, 이는 대증요법(증상에 대해 치료하는 방법)으로 약을 투여해 치료하는 의사라는 뜻이다. 그런데 북미지역에는 M.D. 외에 N.D.(Naturopathy Medicine Doctor)라는 자연요법으로 병을 치료하는 의사도 존재한다.

1900년 전까지만 해도 M.D.보다 N.D.가 더 성행했는데 제2차 세계대전 이후에 항생제와 외과 의술의 발달로 N.D.는 거의 사라지고 M.D.가 모든 의사를 대변하게 되었다. 하지만 21세기로 접어들면서 항생제의 오남용과 합성 의약품의 부작용으로 사람들은 자연요법으로 치유하는 N.D.에 관심을 기울이게 되었다. 미국의 백악관 내에 이미 대체의학위원회가 생길 정도로 북미 지역에서는 N.D.에 거는 기대와 관심이 자못 대단하다.

하지만 아직 한국에서는 N.D.에 관해 인식이 부족한 것은 물론 교육기관도 없다. 의료계 내에서 N.D.를 거의 인정하지 않는 것도 문제지만 그보다 의약계로 향한 소비자들의 고정관념이 더 큰 문제라고 할 수 있다. 이제라도 소비자들은 항생제와 의약품만 먹으면 치료가 된다는 고정관념을 버리고 식생활과 생활습관으로부터 병이 만들어지고 또한 그로부터 병을 치료할 수 있다는 사실을 깨달을 필요가 있다.

개개인이 먼저 자신의 몸을 알고 그것을 자연요법으로 지키면서 다른 사람에게 그 효력을 알리는 것은 어떨까? Doctor(전문가)가 아닌 Distributor(소비자)로서 스스로 소위 '소비자형 N.D.(Naturopathy Distributor, 자연요법을 나눠주는 소비자)'가 되는 것은 어떨까? 사실 질병은 자신의 습관이 원인이 되어 생긴 것이므로 오로지 자신밖에는 자기 질병을 이길 수 있는 사람이 없다. 앞으로는 유전공학의 발달로 이것이 현실적으로 가능해질 것이다. 예를 들면 한 개인의 침을 통해 그 사람이 유전적으로 걸릴 확률이 높은 질병을 알아내 개인 맞춤형 영양소 관리로 질병을 미리 예방할 수 있게 되는 가히 혁명적인 일이 벌어질 수 있다.

21세기의 질병에는 21세기적인 원인이 있게 마련이다. 이제 21세기의 만성질환과 현대 질병을 이기려면 그 치료 개념부터 변화가 이루어져야 한다. 항생제와 합성 화학 물질로 세포를 구속하는 것이 아니라 자연의 영양소로 인체를 깨끗하게 만드는 세포의 자유야말로 현대인이 갖고 있는 만성질환을 이길 수 있는 새로운 개념이다.

그러면 여기서 만성질환을 이기기 위한 원칙을 간단하게 살펴보자.

① 치료보다 예방을 최우선으로 한다.
② 예방을 소홀히 해 생긴 질병이라면 그것은 내 습관에서 비롯된 것이므로 스스로 습관을 바꾸려고 노력해야 한다.

③ 세포를 구속시키기보다 세포를 자유롭게
만든다는 생각으로 질병을 대한다.

④ 자연계에 존재하지 않는 물질(인공 화학 물질)
보다 자연계와 내 몸에 존재하는 물질
(천연 영양소)로 질병을 관리한다.

2장

21세기 신흥 부자는 평등주의자

>> 지금까지 현대인이 만성질환을 이길 수 있는 새로운 개념, 즉 세포의 자유에 대해 살펴보았다. 앞에서 세포의 자유를 통해 신흥 부자로 태어날 수 있다고 했는데, 과연 어떻게 해야 그것이 가능할까?

그 부(富)를 축적하는 근원은 프로슈머(prosumer)라는 경제학 용어에서 찾을 수 있다.

프로슈머란 생산자의 뜻을 지닌 프로듀서(producer)와 소비자의 뜻을 가진 컨슈머(consumer)가 합쳐진

신조어로 미래 경제학자 앨빈 토플러가 1980년대에 발간한 책 《제3의 물결》에서 처음으로 제시한 말이다. 그는 이 책에서 21세기 소비자는 과거의 판매나 교환을 위한 유통 구조에서의 소비 역할보다 제품을 직접 사용함으로써 갖게 되는 만족과 서비스, 감동적인 경험으로 생산의 영역까지 담당하게 된다고 말하고 있다.

이렇게 소비자이면서 생산자의 역할을 하는 사람을 프로슈머라고 했던 것이다. 토플러는 여기에서 그치지 않고 최근의 저서 《부의 미래》에서 "21세기 프로슈밍 경제 구조가 혁명적으로 증가함으로써 새로운 백만장자가 엄청나게 배출될 것이다"라며 프로슈머가 21세기 경제 구조 속에서 당당한 위치를 차지할 것이라고 한껏 치켜세우고 있다.

나는 토플러가 말한 그 '새로운 백만장자'를 이른바 '신흥 부자'라고 칭하고 싶다. 그렇다면 미래의 신흥부자가 프로슈머에게서 나온다는 얘기인데, 대체 우리 주위에 그런 사람이 어디 있는가? 사실, 그런 사람은 아주 많다. 다만 자신이 잠재된 신흥 부자, 즉 프로슈머라는 것을 모르고 있을 뿐이다.

예를 들면 셀프 서비스 주유소에서 직접 기름을 넣으며 기름값을 아끼는 행위, 소비자가 직접 제품을 만드는 DIY(Do It Yourself)형 매장, 일반 소비자가 캐시백(cash-back)을 받으면서 생필품을 구전 광고하고 소비하는 행위, 아파트를 구입해 생활하다 5년 뒤 팔았을 때 구입가보다 높은 가격을 받는 것, 인터넷상에서 일종의 커뮤니티를 형성해 제품을 공동구매하거나 아니면 기업에서 그 커뮤니티에 제품 광고를 하는 경우, UCC(사용자 제작 콘텐츠)들이 자신이 만든 동영상을 사이트에 올려 여론을 형성시키는 행위 등을 하는 사람은 모두 프로슈머이다. 소비자인 동시에 생산자를 자극하고 그 역할까지 담당하고 있기 때문이다.

21세기 소비자들은 작게는 생필품을 쓰면서 캐시백을 받는 것에서부터 크게는 2002년에 새 정권을 창출하는 데 크게 기여한 노사모처럼 강력한 프로슈머 활동을 하고 있다. 이는 21세기 권력의 힘이 생산자에서 소비자, 즉 국민 한 사람 한 사람에게로 옮겨가고 있음을 의미한다. 이를 사회학적인 면에서 보자면 18세기 시민혁명의 제2의 정신인 평등의 개념이 다시 한 번 우리에게 다가오고 있는 셈이다.

　나는 평범한 사람도 역사상 마지막일지도 모르는 이 평등의 기회를 자기 것으로 만들면 21세기에 부자의 신분으로 상승할 수 있을 것이라고 생각한다.

3장

지식의 통합

≫ 지구상의 사람들은 누구나 개인적으로 만성질환을 앓고 있다. 그 만성질환을 이겨내거나 치료하는 것에 그치지 않고 건강 산업으로 부를 축적할 수 있다는 개연성은 자연과학적인 '세포'의 개념에 사회학 용어인 '자유'와 '평등'을 접목시키고 나아가 경제학의 '프로슈머'까지 적용할 수 있다.

이는 '통섭'이라는 새로운 개념으로 정립할 수 있는데, 미국의 사회생물학자 에드워드 윌슨(Edward

Osborne Wilson)은 ≪통섭(統攝)≫이라는 책에서 체계적인 지식의 대통합의 당위성을 외치고 있다. 에드워드는 ≪통섭≫에서 모든 학문은 지식의 통합으로 현대 학문이 갖고 있는 각각의 문제점을 해결하게 될 것이라는 주장을 하고 있다.

사실 18세기 계몽사상 이후 여러 갈래로 분리된 자연과학, 사회과학, 인문학 등은 20세기를 거치면서 새로운 지식 대통합의 시대로 가고 있다. 요즘 유행하는 퓨전(Fusion)이 이러한 통섭 형태 중 하나이듯, 이제는 과거처럼 단일 학문으로 격리된 개념으로는 더 이상 현재와 미래의 지구가 안고 있는 문제를 해결할 수 없다는 것을 깨닫고 자연과학, 사회과학, 인문학의 대통합이 이루어지고 있는 것이다.

이것은 일방적인 통합이 아니라 상호보완적이며 서로의 분석과 종합으로 모두를 포괄함으로써 문제를 해결해 나가는 21세기의 학문과 시대의 큰 흐름이자 트렌드이다.

통섭은 '큰 줄기'의 뜻을 지닌 통(統)과 '잡다'의 뜻을 가진 섭(攝)이 합쳐진 말로 '큰 줄기를 잡다'의 의미를 지니고 있으며, 최한기의 기철학과 원효의 화엄사상 같은 동양학에 등장한다. 영어로는 컨실리언스(Consilience, 더불어 넘나들다)라는 뜻으로, 에드워드는 "통섭은 사물에 널리 통하는 하나의 원리로 학문의 큰 줄기를 잡아가는 것이다"라며 21세기의 지식의 대통합을 제안하였다.

2000년 전 중국의 성인 장자(莊子)도 물화(物化)를 이야기하면서 사물이 변화해 서로 자유롭게 넘나드는 것을 강조했다. 어쩌면 동서양의 만남이나 자연과학과 사회과학의 통합, 즉 통섭으로 21세기를 살아가는 지구인이 해결할 수 없던 것의 실마리를 풀 수 있을지도 모른다.

내가 주장하는 '세포의 자유로 건강 산업에서 신흥 부자가 될 수 있다'는 개념도 세포와 자유, 평등, 신흥 부자의 연결로 자연과학과 사회학, 경제학의 통섭으로 비춰질 수 있기에 시대의 트렌드에 맞는 행동이라고 생각한다.

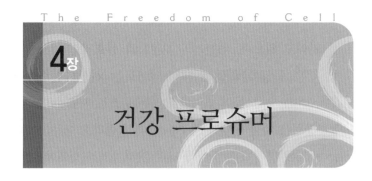

4장

건강 프로슈머

>> 앞에서 강조한 21세기 신흥 부자의 탄
생은 프로슈머 경제 구조로만 가능한 것이 아니라 다
른 무엇과 통섭이 이루어져야 한다. 나는 경제 구조에
시대의 또 다른 트렌드가 합쳐져야 가능하다고 본다.
그렇다면 21세기의 또 다른 트렌드는 무엇일까?

그것은 바로 고령화에 따른 건강과 인본주의(人本主
義)이다. 대개 예순다섯 살 이상의 노년 인구가 전체 인
구의 7퍼센트를 넘으면 고령화 사회라고 하는데, 한국

은 이미 2000년에 고령화 사회에 진입했고 노년 인구 비율이 14퍼센트가 넘는 고령 사회도 2019년에 도달한다고 한다.

이처럼 고령 사회가 되면 자연히 건강하게 살아가려는 참살이 문화와 젊어지려는 피부 미용에 더 큰 관심을 기울이게 된다. 시대의 욕구가 변하는 대로 돈도 따라서 흐르듯 앞으로 '건강'에 엄청난 돈이 모일 것으로 예상된다.

이미 현시점에서 의료비와 약제비로 지출되는 액수가 연간 20조 원에 이를 정도이다. 하지만 병원과 약국에서 행해지는 기존의 방법은 질병에 걸리고 난 후에 드는 비용으로 어쩌면 건강의 반대 개념이라고 할 수 있다.

앨빈 토플러는 ≪부의 미래≫에서 '건강한 프로슈머(health prosumer)'라 칭하며 일반 소비자가 인터넷이나 텔레비전을 통해 의료 지식을 습득해 의료비를 절약하고 전문가 못지않은 의료계 생산자의 역할을 한다고 하였다. 하지만 단순히 의료비를 절감하는 건강한 프로슈머의 개념이 아니라, 앞으로는 유전공학의 발달로 질병 산업이 아닌 건강 산업으로 부를 축적하는 건강 프로슈머가 신흥 부자의 자리를 차지할 것으로 보인다.

이미 21세기는 유전공학의 발달로 한 사람의 침과 입안 상피세포의 DNA를 분석해 그 사람이 유전적으로 걸릴 확률이 높은 질병을 알아낼 수 있다. 이에 따라 개인 맞춤형 영양소 관리로 질병을 미리 예방할 수 있도록 조치를 취하고 있다.

이는 프로슈머 경제의 특징인 소비자 맞춤형 생산이 제조업뿐 아니라 인체를 위한 건강 산업에 적용된 것으로 가히 혁명적인 일이라고 할 수 있다. 가령 어떤 사람이 개인 맞춤형 영양소 관리로 유전적 질병을 미리 예방했거나 기존에 앓고 있던 만성질환이 양질의 영양소 공급으로 좋아졌다면 그 사람은 자신이 겪은 감동적인 경험을 주위 사람에게 구전 광고 하는 프로슈머가 될 것이다. 그러면 그 구전 광고가 캐시백이 되고 그것이 조금씩 축적되어 20세기 질병 산업에 쓰였던 20조 원의 경비가 감소되는 것은 물론 미리 건강을 지키는 건강 산업으로 돈이 몰리게 될 것이다.

바로 여기에 건강 프로슈머가 신흥 부자가 되는 비밀이 숨겨져 있다. 소비자라면 누구나 건강 프로슈머가 될 수 있다. 의사, 약사 같은 의약계 전문직뿐 아니라 건강을 위해 미리 돈을 쓰는 소비자이면 누구나 가능하다.

아니, 누구나 관심을 가져야 하고 가질 수밖에 없다. 자신의 건강하고 행복한 삶은 스스로 보장해야 하는 것이 때문이다.

똑똑한 소비자들이여, 합리적으로 생각하자.

단순한 영양 섭취로 건강 산업의 소비자에 머물지 말고 세포의 자유를 통해 자신의 만성질환을 이기고 생산자로서 참여하는 사업, 즉 '셀프(Self) 건강 산업'의 주역으로 21세기 신흥 부자가 되어 보자. 그리고 세포가 들을 수 있도록 힘껏 소리 내 외쳐보자.

FREEDOM!!!!!

[참고문헌]

* 영양으로 병이 낫는다-히야마 게이찌, 문진출판사, 2001
  (p40:10~41:3, p50~51p, p150:14~151, pp177-179)

* 합성 건강식품과 천연 건강식품-남부 데루유끼, 문진출판사, 2002
  (p76, p90:2~91:5, pp100~104, p113:14~116, p129)

* 과자, 우리 아이들을 해치는 달콤한 유혹-안병수, 국일미디어, 2005
  (p136:17~20, p182~183, p210:6-17)

* 식원성증후군-오사와 히로시, 국일미디어, 2005
  (p85, p39:16~19, p45:9~10)

* 물은 답을 알고 있다-에모토 마사루, 나무심는사람, 2002

* 분자교정요법-박성호, 한국분자교정학회, 2004
  p8~12, p15~17:18-27, p19:15~18, p220~224, p225:2~6

* 부의 미래-엘빈토플러, 청림출판, 2006 (p226:1~5, p236)

* 통섭-에드워드 윌슨, 사이언스북스, 2005 (p10~13)

참신한 원고를 찾고 있습니다!

도서출판 아름다운사회는 네트워크 마케팅 전문 출판사로서 네트워크 마케팅에 대한 이해와 사업 성공을 도울 수 있는 도서를 출간하고 있습니다. 기존 방식의 네트워크 마케팅 출판방식에 머무르지 않고 디지털 정보화 시대의 새로운 요구와 환경에 맞도록 변화하기 위해서 저희는 많은 노력과 투자를 하고 있습니다.

저희 아름다운사회는 사업의 현장에서 성공의 원리를 터득하고 꿈의 비즈니스를 향해 뛰고 있는 사람들을 위해 실질적으로 도움을 줄 수 있는 원고를 모집하고 있습니다. 자신의 꿈을 펼치기 위해 사업의 기회를 찾거나 사업을 진행중인 사람들을 위한 자기성공과 동기부여, 인간관계, 리더십 등 참신한 원고를 기획중이거나 집필 계획을 가지고 있는 분들은 많은 응모 부탁드립니다.

새로운 세계와 더 나은 미래를 열어가기 위한 기회에 함께하려는 분들의 많은 참여 기대하겠습니다.

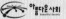 **주소:** 경기도 하남시 감북동 125번지
TEL: (02)479-0023   **FAX:** (02)479-0538
이메일: assapub@naver.com

새로운 세계와 더 나은 미래를 열어가는
아름다운사회가 되겠습니다!

당신의 세포가 녹슬어가고 있다

1판 1쇄 찍음 2008년 5월 27일
2판 7쇄 펴냄 2021년 5월 25일

지 은 이 **강영환**
펴 낸 이 배동선
          마케팅부/최진균
펴 낸 곳 아름다운사회

출판등록 2008년 1월 15일
등록번호 제2008-1738호

주   소 서울시 강동구 성내동 552-6 동해빌딩 303호 (우: 05398)
대표전화 (02)479-0023
팩   스 (02)479-0537
E-mail assabooks@naver.com

ISBN : 978-89-5793-151-6 03510
값 5,500원

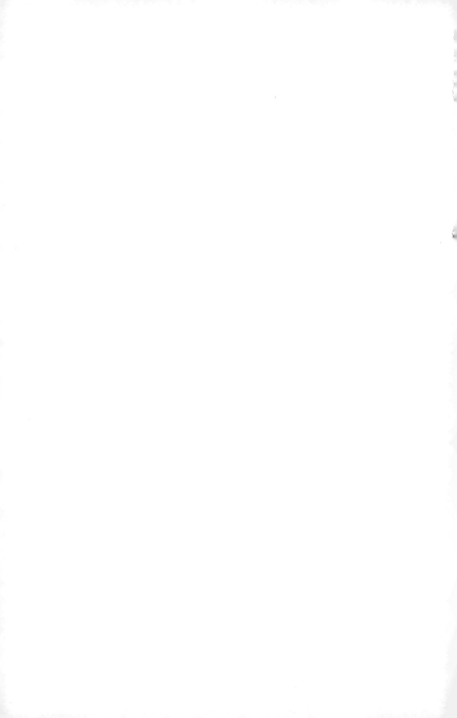

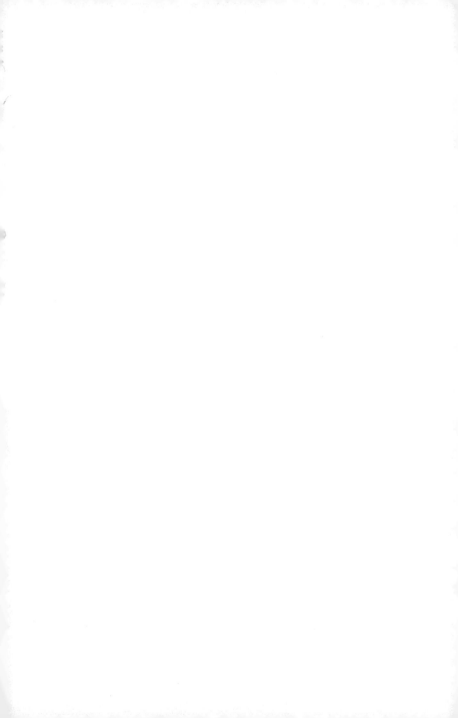

—